AF586749

LETTRE

SUR LA

DÉSINFECTION DES FOSSES D'AISANCE,

LE MEILLEUR MODE DE VIDANGE

et l'Emploi le plus avantageux des Matières désinfectées,

Par M. Maillet,

Secrétaire du Bureau de Bienfaisance, Membre Correspondant de l'Académie de Reims et du Comice Agricole de l'arrondissement de Reims.

REIMS

ASSY ET COMP., IMPRIMEURS ET LITHOGRAPHES

Rue de la Peirière, 3.

1847

LETTRE

SUR LA DÉSINFECTION DES FOSSES D'AISANCE,

LE MEILLEUR MODE DE VIDANGE

Et l'Emploi le plus avantageux des Matières désinfectées.

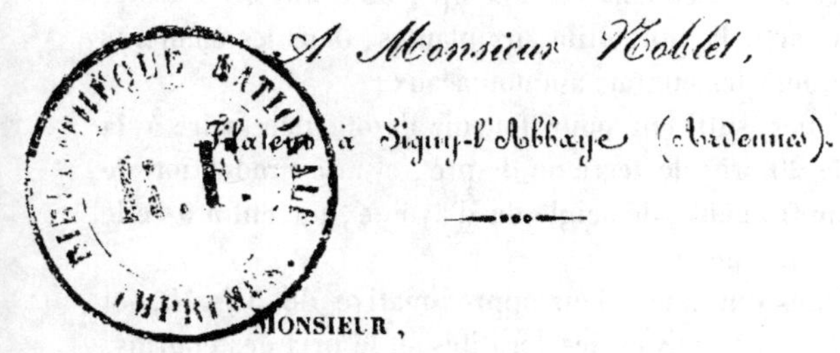

Monsieur,

Vous m'avez fait demander, pour votre établissement important de Signy-l'Abbaye, quels étaient les meilleurs procédés enseignés par la Science et sanctionnés par l'Expérience pour la désinfection des fosses d'aisance, leur vidange, et l'emploi des matières désinfectées.

Je m'empresse de répondre à vos désirs en vous offrant un résumé des conseils de M. Schattenmann de Bouxvillers, de Parent-Duchâtelet, de MM. Payen, Chevalier, Dumas et autres à cet égard; ce sujet embrasse à la fois, non-seulement votre intérêt personnel, mais encore celui de l'Agriculture et celui de l'Humanité.

Vous avez bien raison de vous occuper de ce problème important.

En général, on n'a pas d'idées assez exactes des résultats avantageux que l'on peut retirer de cette source de riches engrais, si précieux pour l'agriculture.

On peut admettre : 1° que les aliments subissent dans le foyer de notre corps une espèce de carbonisation qui leur donne une nuance foncée, approchant plus ou moins de la couleur noire du charbon ;

2° Que les matières solides et liquides produites par une personne forment par jour un poids de 750 grammes environ, soit, par an, 281 kilogrammes, ou en nombre rond, trois hectolitres ;

3° Qu'elles contiennent 3 pour 0[0, ou 8 kil. 43 d'azote, qui est la partie la plus utile aux plantes, dans les éléments qui constituent les engrais ammoniacaux ;

4° Qu'elles suffisent pour fournir l'azote nécessaire à la fumure de 20 ares de terre ou de pré, et à la production de 400 kil. de froment, de seigle ou d'avoine, ou enfin à celle de 450 kil. d'orge ;

5° Qu'elles ont une valeur approximative de 5, 10, et même 20 francs, suivant les localités et le prix des engrais.

Ces bases étant posées, en les multipliant par le nombre de personnes habituellement employées dans votre établissement, ou dans des usines voisines de la vôtre, dont vous pourriez obtenir les produits pour les seuls frais d'extraction, vous voyez de suite quel intérêt pécuniaire puissant pour vous s'attache à l'étude de la question, et le parti avantageux que vous pouvez en retirer dans votre établissement.

§ Ier.

En ce qui concerne la Désinfection :

On éprouve une grande répugnance à manipuler les matières des fosses d'aisance, à cause de l'odeur repoussante et des gaz délétères qu'elles produisent. Ces émanations incommodes et nuisibles sont dues à la volatilisation du carbonate d'ammoniaque, et à la formation du gaz hydrogène sulfuré, qui asphyxie les hommes et qui noircit les peintures et les métaux.

On remédie à ce double inconvénient en versant dans ces matières une dissolution de sulfate de fer. Alors une double décomposition a lieu immédiatement. L'acide sulfurique du sulfate de fer convertit le carbonate d'ammoniaque, qui se volatilise à la faible température de 3 ou 4 degrés centigrades, comme on le remarque au moment des dégels, en sulfate d'ammoniaque, sel fixe qui ne se volatilise pas ou bien moins facilement, et le fer se combine avec le soufre et forme du sulfate de fer, qui ne produit plus de gaz hydrogène sulfuré.

Pour obtenir ce résultat, on se sert de la substance appelée vulgairement de la couperose verte, et en chimie sulfate de fer. On la fait dissoudre ou à froid ou à chaud.

A froid, un kil. de ce sel fond aisément en moins d'une heure dans un litre d'eau froide, et donne une lessive de 25 degrés à l'aréomètre de Beaumé.

A chaud, un kil. de ce sel fond facilement en 10 minutes dans un litre d'eau chaude placé dans une vieille marmite de rebut, parce que ce sel est un poison, et on obtient une lessive de 30 degrés.

Il faut cependant remuer le sulfate de fer, mis dans l'eau, ou l'y suspendre dans un panier que l'on secoue de temps en temps ; sans cela, il reste en grande partie au fond sans se dissoudre. On laisse refroidir.

On augmente l'énergie de cette dissolution en y jetant un ou deux décilitres de chaux en poudre, autant de charbon pilé, ou mieux encore de suie.

On verse le tout dans la fosse par la lunette, ou par l'ouverture qui sert à la vider.

On compte 3 kil. de couperose fondue dans 5 litres d'eau par chaque hectolitre de matière évaluée dans la fosse.

Quand le liquide est versé en suffisante quantité, on remue les matières avec une perche, afin de faire pénétrer partout la liqueur désinfectante. A mesure que la combinaison s'opère convenablement, la désinfection s'établit, et l'odeur ammoniacale disparaît pour ne laisser qu'une odeur faible, particulière et propre aux matières végétales comprises dans le mélange. Alors les matières fécales ne forment plus qu'un liquide noirâtre, qui n'a plus aucune odeur incommode et n'a rien de répugnant.

Enfin, lorsqu'il y a dans les matières stercorales assez du liquide désinfectant, les matières solides se dissolvent en très-grande partie. Ce qui en reste se précipite au fond et forme un marc noirâtre.

L'application la plus heureuse du problème est de rendre les fosses d'aisance inodores, non pas seulement au moment de la vidange, mais en tout temps, en versant à des intervalles peu éloignés la liqueur désinfectante dans la fosse. Ce moyen de désinfection permanente et préventive l'emporte évidemment sur la désinfection au moment de la vidange, puisque avec lui on fait disparaître l'odeur incommode et repoussante qui infecte si souvent les habitations.

Au moyen d'une dissolution de couperose verte, mélangée d'un peu de chaux et de suie, on peut aussi désinfecter les fosses destinées à recevoir les urines des animaux, ainsi que ces mares d'eau de fumier, dont les émanations ne sont pas étrangères aux fièvres si communes dans certains villages.

§ II.

En ce qui concerne la Vidange :

Il faut voir le passé et considérer l'avenir.

Dans le passé, les gaz délétères, qui régnaient dans les fosses, faisaient de leur vidange une opération dont les inconvénients ne se bornaient pas à porter dans l'atmosphère les émanations les plus désagréables ; elle était encore pour les ouvriers, forcés par la misère à cet affreux service, la cause d'accidents graves, que l'humanité ne pouvait voir indifféremment. La plus déplorable des conditions par son abaissement l'était encore par ses dangers. Heureux l'ouvrier qui, se livrant à ces pénibles travaux pour gagner son pain et celui de sa famille, n'y trouvait pas les maladies, les infirmités et la mort! Il était donc éminemment utile que la science vint au secours de l'humanité, et éclairât de son flambeau des opérations long-temps abandonnées aux hasards de l'ignorance et d'une routine aveugle.

Maintenant la Science est parvenue à son but, et il appartient aux hommes éclairés, amis de leurs propres intérêts et de ceux de leur pays, d'avoir le courage de faire le bien en abandonnant les anciens procédés, en propageant les nouvelles méthodes et en les faisant pratiquer. Leur exemple sera bientôt imité, et l'humanité n'aura plus à gémir sur des travaux repoussants et sur de nombreux accidents.

Quand il s'agira de vider une fosse ancienne, on versera à l'avance plusieurs hectolitres de liqueur désinfectante. Si toute odeur n'est pas entièrement disparue, au moment où on ouvrira la fosse, on en versera encore par le passage qui servira à la vider, et on agitera le tout pour opérer le mélange le plus complet possible.

Pour faire les vidanges, on a cherché à employer des pompes, des chaînes à godets, mais les inconvénients qu'elles présentaient au fur et à mesure que les matières devenaient plus épaisses, le temps qu'il fallait perdre pour monter, démonter, nettoyer les tuyaux, les appareils, et les remplacer, la dépense qu'ils occasionnaient sans apporter véritablement d'économie dans l'opération, ont obligé de les abandonner pour se contenter de simples seaux que l'on remonte avec une poulie placée au-dessus de l'ouverture pratiquée, et avec lesquels on verse dans un large entonnoir et on remplit des tonneaux d'un hectolitre de capacité placés près de l'ouverture de la fosse sans aucun intermédiaire. Ces tonneaux se ferment hermétiquement à l'aide d'un large tampon en bois garni de fer.

Avec ces précautions, les matières fécales désinfectées peuvent être, sans inconvénient, transportées partout en plein jour.

Dans l'avenir : au lieu de ces fosses en maçonnerie qui

1° Coûtent une somme toujours importante pour leur construction avec ciment et de bons matériaux, afin de les rendre étanches, c'est-à-dire capables de conserver tous les liquides;

2° Laissent encore souvent échapper des fluides précieux, soit dans les terres environnantes, soit dans des puits voisins ;

3° Servent à enfouir pendant de longues années des matières à engrais précieuses que l'on pourrait utiliser tous les ans,

Il serait bien plus simple et plus économique d'établir des fosses mobiles. Sous le siége, qui serait aussi mobile, on placerait, pour recevoir les matières, suivant l'importance de votre maison ou votre volonté, un tonneau d'un ou plusieurs hectolitres de capacité, ou un cuvier pouvant être porté par deux hommes à l'aide d'un bâton passé dans deux anneaux de bois ou de fer. On mettrait à l'avance dans ce vase un ou plusieurs litres de liquide désinfectant, et, suivant le besoin du service, on le viderait chaque jour ou chaque semaine, soit dans un plus grand tonneau placé sur voiture pour conduire ces matières aux champs, soit dans une cour séparée, afin de les y travailler et d'en faire des mélanges convenables.

§ III.

En ce qui concerne l'Emploi des matières :

Les matières fécales désinfectées peuvent être, sans aucun inconvénient, transportées de jour, travaillées et répandues sur les terres et sur les prés, sans incommoder en aucune façon les ouvriers. La désinfection par le sulfate de fer remplit le triple but de faire disparaître toute incommodité, de conserver à ces matières toute leur force comme engrais, et de servir même comme un agent puissant favorable à la végétation ; tandis que pour les matières répandues dans leur état naturel, le carbonate d'ammoniaque qu'elles contiennent, et qui en forme la partie la plus énergique, se volatilise et se perd rapidement par l'influence de l'air et du soleil. Enfin elles deviennent aussi faciles à manipuler que toute autre substance, des boues liquides, ou tous autres résidus de fabriques.

Deux litres de matières fécales saturées par le sulfate de fer de deux degrés de force, d'après l'aréomètre ou le pèse-sels de Baumé, suffisent pour fumer un mètre carré ou un centiare de pré, et la moitié ou un litre seulement pour un mètre carré de froment, d'orge ou d'avoine.

En en mettant davantage sur les céréales, leur végétation est trop forte, elles versent et donnent plus de paille et moins de grain.

Les matières fécales désinfectées peuvent être employées avec avantage pour fumer les plantes potagères, le chanvre, le tabac et le lin ; mais elles ne produisent aucun effet sur le trèfle et la luzerne, sur lesquels l'ammoniaque n'a pas d'action.

Il faut cependant ne pas les répandre en trop grande quantité, car, employées à l'excès, elles brûlent, elles détruisent les végétaux.

Lorsque les matières fécales sont trop substantielles, ce qu'indiquent les degrés marqués par l'aréomètre, on peut les étendre d'eau, ou en répandre une moindre quantité, comme aussi on peut employer une quantité plus grande lorsque leur force est au-dessous de deux degrés.

La richesse des matières fécales en ammoniaque est variable selon la nourriture des hommes qui les produisent, et souvent aussi parce qu'on y verse de l'eau ; il faut ainsi proportionner la quantité de sulfate de fer que l'on emploie à la quantité d'ammoniaque que contiennent ces matières. Ordinairement deux à trois kilogrammes de sulfate de fer suffisent pour saturer cent litres de matières fécales. On peut facilement reconnaître leur saturation en mettant une goutte de cette matière sur une feuille de papier blanc, et en y passant une barbe de plume, un tube de verre, ou un brin de bois trempé dans une dissolution de prussiate de potasse rouge, car dès qu'il y a un excès de sulfate de fer, il se forme du bleu de Prusse, et c'est un signe certain qu'il y a un excès de sulfate de fer, qui, loin d'être nuisible, est même favorable à la végétation, lorsqu'il est employé en petite quantité, huit à dix grammes par litre d'eau.

Il existe plusieurs moyens de préparer ces substances. On ne peut les employer seules. Il faut en atténuer la trop grande énergie en les mélangeant, savoir :

Ou avec des engrais pailleux, des fumiers d'écurie, etc.

Ou avec des poudres charbonneuses, des sables, etc.

Ou enfin avec des liquides.

1° Aux environs de Reims, on est dans l'usage de consommer une grande quantité de ces vidanges à l'état de liquide épais, en arrosant d'une manière copieuse les fumiers pailleux des cours, des écuries, etc. Ce levain, joint aux excréments des animaux qui se trouvent dans les pailles, en active singulièrement l'énergie. Si cette méthode n'est pas la meilleure, elle est la plus usitée. On ne change pas facilement les habitudes locales.

2° Quand on veut économiser la paille, on peut faire comme ces fermiers de l'Angleterre, qui ne possèdent pas dans leur pays de fermes-modèles, mais qui ont des exploitations conduites d'après les principes les plus avancés de la science agricole, et dignes d'être étudiées comme de véritables modèles. L'un de ces fermiers intelligents, rendant compte, il y a quelques mois, de ses opérations, disait : (Voir le *Moniteur industriel* du 20 mai 1847.) « J'ai supprimé la litière pour mes chevaux, mes moutons, mes porcs et mes bêtes à cornes. Celles-ci couchent sur des planches. Voici, après divers essais, la disposition à laquelle je me suis arrêté : Chaque animal a un espace de 1 mètre 30 centimètres en largeur, le plancher est élevé au-dessus du sol. Une pente de quelques centimètres assure le prompt écoulement des urines. Un enfant est chargé d'enlever les excréments à mesure qu'ils se produisent ; par ce moyen les animaux sont dans un état constant de propreté presque impossible à obtenir quand les animaux couchent sur la litière.

» J'y trouve le grand avantage de n'être point arrêté par le défaut de paille pour litière dans l'accroissement de mes bestiaux, et de disposer de la totalité de mes pailles pour leur alimentation.

» Le second avantage que me procure l'usage des planchers, c'est que l'engrais, recueilli comme je viens de le dire, solidifié et réduit à l'état pulvérulent avec des cendres, des charbons en poudre, des cendres sulfureuses, ou, enfin, avec des sables ou de la terre sèche, est disponible en toute saison, au moment du besoin, sans perte d'aucun de ses principes utiles, tandis que les urines coupées d'eau s'emploient en arrosage comme engrais liquide, je puis, et cela m'arrive souvent, répandre au semoir, si j'ai quelques semailles à faire, des graines accompagnées de l'engrais produit par mon bétail *dans la journée précédente.* »

On peut faire avec les vidanges des mélanges analogues, suivant la nature de vos terres : si elles sont argileuses, avec des charbons en poudre grossière, des cendres, des sables, etc.; si elles sont sablonneuses, avec des argiles desséchées, des terres, de la craie, etc.; si elles sont crayeuses, avec des argiles et des sables.

3° Dans les environs de Lille, on recueille ces matières toute l'année. On les verse dans des réservoirs en maçonnerie en forme de citerne, placés près du chemin, au pied d'une terre. Les matières, ainsi conservées dans ces sortes de vases clos, enterrés sous le sol, sont à l'abri des principales causes d'une fermentation active, c'est-à-dire de l'accès de l'air, de l'élévation et des changements de température. Lorsqu'on veut les employer en arrosage, on en tire une portion que l'on étend de cinq à six fois son volume d'eau, et on en remplit des tonneaux. On répand ce mélange sur les terres, à l'aide d'un grand tonneau porté sur une voiture, et en laissant couler le liquide par un trou de deux ou trois centimètres de diamètre sur une planchette inclinée en arrière, qui le répartit assez uniformément; ou, lorsque les terres portent des récoltes, à l'aide d'un petit tonneau porté par deux hommes et dans lequel on puise avec une écope pour en verser sur les pieds de tabac ou de betteraves, ou pour arroser au loin à la volée.

Ainsi, vous le voyez, Monsieur, les matières fécales étendues d'eau pour en réduire la force à deux degrés comme les eaux de fosses à fumier, les urines, les dissolutions ammoniacales, peuvent être répandues avec facilité et à peu de frais. Ce travail n'impose aucun sacrifice, il peut avoir lieu en tout temps et spécialement quand les travaux ordinaires de la campagne sont achevés, et quand les chevaux et les hommes attachés à la culture n'ont pas d'occupation.

Les excréments d'un homme pendant une année peuvent fertiliser 20 ares de terrain et assurer une récolte abondante. L'emploi de cet engrais riche présage une révolution dans les assolements, dispensera d'alterner les cultures, et on pourra constamment renouveler le semis du froment, par exemple, lorsque l'on sera en mesure de fumer avec les matières azotées nécessaires, et lorsque l'on rendra à la terre les principes que la récolte aura absorbés.

En nous résumant,

La science a indiqué des moyens faciles de désinfection permanente à l'aide des sels métalliques, et notamment du sulfate de fer et de la suie.

La vidange n'offre plus de danger, et on peut encore éviter les embarras et les derniers inconvénients qu'elle présente, en se servant de tonneaux mobiles, qui ont l'avantage de conserver et rendre disponible de suite une grande partie des engrais aujourd'hui perdus par une longue décomposition, ou leur filtration dans le sol.

L'emploi des matières désinfectées à l'état de liquide épais mélangé avec des pailles, des fumiers d'écurie, est le plus usité aux environs de Reims, mais avec des poudres charbonneuses, des sables, des terres sèches, etc.; il paraît plus commode, plus prompt, plus certain et plus économique. Alors elles servent à la fois d'engrais et d'amendement. Si on avait à agir sur un ou deux hectolitres seulement par jour, on ferait opérer le mélange à main d'homme avec des rables comme les maçons font leurs mortiers; mais si on en avait à traiter un bien plus grand nombre, dix, vingt, trente, quarante hectolitres par jour, si j'étais appelé à organiser un service de ce genre dans une grande Ville, l'opération étant plus importante, rien ne serait plus facile que de combiner des dispositions commodes pour faire les deux genres de mélange, non par des hommes, mais par des organes mécaniques puissants et d'une manière simple, économique et manufacturière.

Agréez la nouvelle assurance des sentiments affectueux de votre tout dévoué

Maillet.

Reims, le 30 Juillet 1847.

Extrait de la Réponse de M. Noblet,

Filateur à Signy-l'Abbaye (Ardennes),

A Monsieur Mouillet,

demeurant à Reims.

Monsieur et Ami,

C'est aujourd'hui seulement que j'ai pu faire l'essai du mode de désinfection que vous m'avez indiqué. Des travaux préparatoires, indispensables pour moi, ont long-temps retardé la réalisation du projet dont je vous ai fait entretenir. Depuis quelques jours un tonneau placé sur un camion à bascule fonctionne dans la perfection... J'ai obtenu le plus beau résultat et presque pas d'odeur... Les pierres même qui entourent les orifices des cabinets d'aisance à chaque étage de ma filature, imprégnées d'urine depuis long-temps, exhalaient une odeur insupportable ; j'ai fait jeter dessus quelques hectogrammes de la précieuse liqueur dont vous m'avez indiqué la composition, et instantanément l'odeur à disparu complètement. Je ne puis vous dire combien je suis satisfait de cette belle réussite et combien je suis heureux de ce mode facile d'assainissement dans un établissement renfermant autant d'ouvriers que le nôtre (un tonneau contenant six hectolitres est rempli en deux jours). Aussi je ne puis assez vous témoigner combien je suis sensible à l'obligeant et affectueux empressement avec lequel vous avez mis vos conseils et votre expérience à ma disposition...

J'ai lu avec le plus vif intérêt les mémoires que vous m'avez envoyés, relatifs aux engrais ; je les conserve précieusement comme un guide au milieu des expériences agricoles que je me propose de faire dans quelques jours...

Je vous prie de vouloir bien agréer l'expression de mes sentiments les plus dévoués.

NOBLET.

Signy-l'Abbaye, 10 septembre 1847.

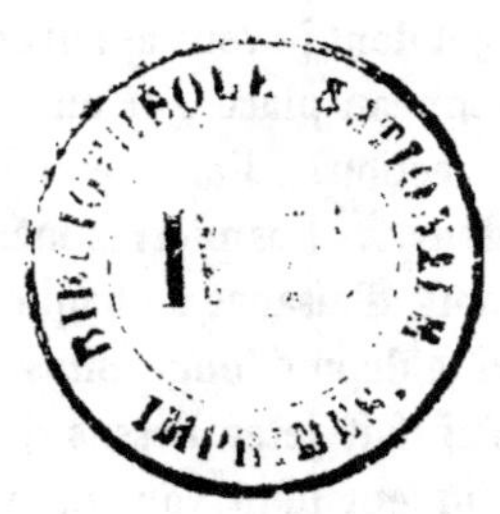

Reims. — Imprimerie et Lithographie ASSY et Ce.

www.ingramcontent.com/pod-product-compliance
Lightning Source LLC
LaVergne TN
LVHW052036160826
845678LV00003B/1383

* 9 7 8 2 3 2 9 6 3 7 1 8 1 *